中医速查宝典系列

编著

袁 永 赵囡琪 曹振明

耳穴疗法

速查

肾

肝

脾

心

中国科学技术出版社

·北京·

图书在版编目（CIP）数据

耳穴疗法速查 / 袁永，赵囡琪，曹振明编著. — 北京：中国
科学技术出版社，2019.5（2024.6重印）
（中医速查宝典系列）
ISBN 978-7-5046-8235-2

Ⅰ.①耳… Ⅱ.①袁… ②赵… ③曹… Ⅲ.①耳—穴位疗法
Ⅳ.①R245.9

中国版本图书馆CIP数据核字(2019)第039680号

策划编辑	焦健姿 王久红
责任编辑	焦健姿
装帧设计	长天印艺
责任校对	龚利霞
责任印制	徐 飞

出　　版	中国科学技术出版社
发　　行	中国科学技术出版社有限公司
地　　址	北京市海淀区中关村南大街16号
邮　　编	100081
发行电话	010-62173865
传　　真	010-62173081
网　　址	http://www.cspbooks.com.cn

开　　本	880mm×1230mm 1/64
字　　数	46千字
印　　张	2
版　　次	2019年5月第1版
印　　次	2024年6月第3次印刷
印　　刷	河北环京美印刷有限公司
书　　号	ISBN 978-7-5046-8235-2 / R · 2373
定　　价	29.80元

前　言

中医耳穴诊疗法是通过耳廓诊断疾病和防病养生的一种方法，也是世界医学的重要组成部分，治疗方法有耳穴贴压法、耳廓按摩法、耳穴放血法、耳灸法等。

耳穴疗法是用针刺或其他方法刺激耳廓上的穴位，以防治疾病的一种方法。其治疗范围较广，操作方便，且对疾病的诊断也有一定的参考意义。

耳穴诊疗法具有适应证广、见效快、防治并用、安全有效、无不良反应、简便经济、易于推广等特点，易于为人们接受。

编者在临床基础上总结了大量临床常见疾病的耳穴诊疗经验，通过图文互参的形式准确标定耳穴位置，内容实用，相信对读者日常生活中常见心身疾病的缓解与治疗有所裨益。

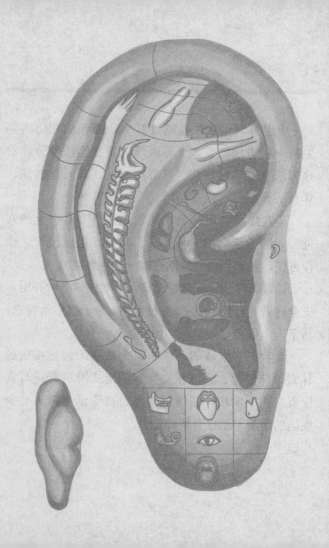

目　录

第一章　耳穴疗法源流

一、中医古籍记载……………………………002

二、西医耳穴发展萌芽………………………004

第二章　耳廓表面解剖

一、耳廓解剖歌诀……………………………006

二、耳廓表面解剖名称………………………010

第三章　耳穴的分布与定位

一、耳穴的分布规律…………………………020

二、耳穴的定位………………………………022

第四章　耳穴治疗概论

一、适应证……………………………………026

二、选穴原则…………………………………027

三、常用治疗方法 ………………………………… 029

第五章 耳穴治疗各论

面痛 …………………………………………………… 030

头痛 …………………………………………………… 032

眩晕 …………………………………………………… 034

不寐 …………………………………………………… 036

感冒 …………………………………………………… 038

哮喘 …………………………………………………… 040

痛经 …………………………………………………… 042

更年期综合征 ……………………………………… 044

高血压 ………………………………………………… 046

遗尿 …………………………………………………… 048

耳鸣、耳聋 ………………………………………… 050

单纯性肥胖 ………………………………………… 052

胆石症 ………………………………………………… 054

近视、弱视 ………………………………………… 056

面肌痉挛 …………………………………………… 058

荨麻疹……………………………………………060

腰痛………………………………………………062

低血压……………………………………………064

贫血………………………………………………066

心悸………………………………………………068

痴呆………………………………………………070

癔症………………………………………………072

震颤麻痹…………………………………………074

胃痛………………………………………………076

腹痛………………………………………………078

水肿………………………………………………080

淋证………………………………………………082

阳痿………………………………………………084

糖尿病……………………………………………086

百日咳……………………………………………088

小儿厌食…………………………………………090

月经不调…………………………………………092

崩漏………………………………………………094

妊娠呕吐 ……………………………………… 096

不孕不育 ……………………………………… 098

乳腺增生 ……………………………………… 100

阑尾炎 ………………………………………… 102

颈椎病 ………………………………………… 104

肩周炎 ………………………………………… 106

痤疮 …………………………………………… 108

戒断综合征 …………………………………… 110

慢性疲劳综合征 ……………………………… 112

美容（雀斑、黄褐斑）………………………… 114

抗衰老 ………………………………………… 116

第一章　耳穴疗法源流

　　耳穴疗法是指通过耳廓诊断和治疗疾病的一种方法，是中国古老针灸学的一个重要组成部分，是中国医学宝库中的一份珍贵遗产，在我国古代文献中早有记载。近代应用耳穴诊断、治疗、预防疾病、保健等方面的研究在深度和广度上都有了新的发展，并已逐步发展形成耳穴诊断治疗学体系，成为别具一格的医学新科学。它不仅在我国医学事业中发挥了很好的医疗保健作用，而且也对世界医学产生了影响，并做出了贡献。

一、中医古籍记载

《厘正按摩要术》曰："耳珠属肾，耳轮属脾，耳上轮属心，耳皮肉属肺，耳背玉楼属肝。"

其将耳廓分属为心、肝、脾、肺、肾五部，说明耳与脏腑在生理功能上是息息相关的。

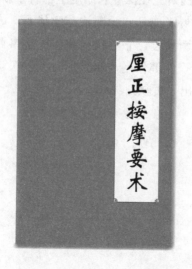

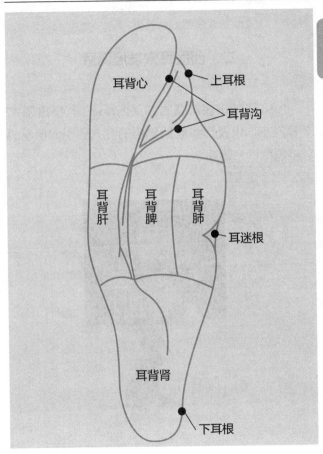

二、西医耳穴发展萌芽

1956 年法国医师诺吉尔（P. Nogier）提出了 42 个耳穴点，以及形如胚胎倒影的耳穴图引起医学界对该领域研究热潮。

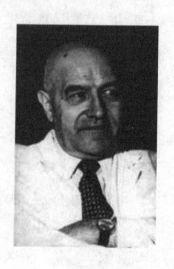

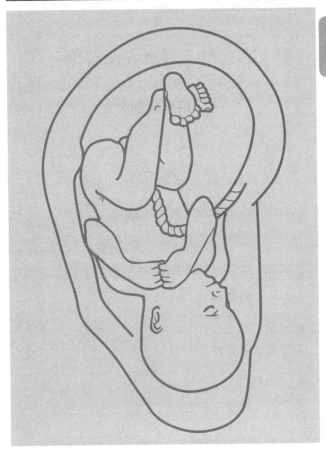

第二章　耳廓表面解剖

一、耳廓解剖歌诀

二轮三脚四间窝，
二屏三切四分一。

- 二轮
  耳轮、对耳轮。

- 二屏
  耳屏、对耳屏。

- 三个切迹
  屏上、屏间、屏轮。

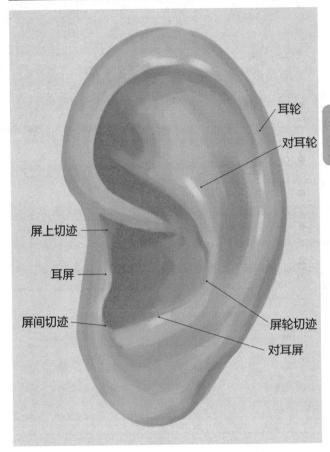

耳轮

对耳轮

屏上切迹

耳屏

屏间切迹

屏轮切迹

对耳屏

第二章

- 三个脚

  耳轮脚、对耳轮上脚、对耳轮下脚。

- 四个凹窝

  三角窝、耳舟、耳甲艇、耳甲腔。

- 一个耳轮结节

- 一个外耳道口

- 一个耳背沟

- 一个耳垂

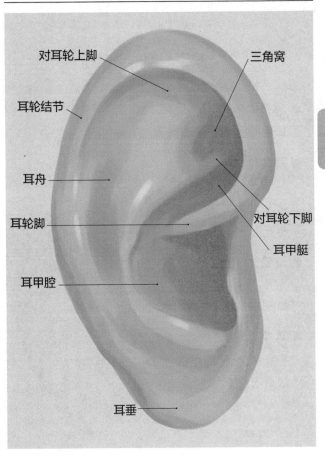

对耳轮上脚

三角窝

耳轮结节

耳舟

对耳轮下脚

耳轮脚

耳甲艇

耳甲腔

耳垂

二、耳廓表面解剖名称

● 耳轮
耳廓外缘向前卷曲的部分。

● 耳轮结节
耳轮外上方稍肥厚
的结节状突起，又
称达尔文结节。

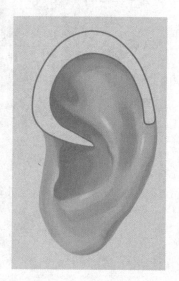

● 耳轮尾
耳轮下缘与耳垂交
界处。

● 耳轮脚
耳轮深入到耳甲腔
的横行突起。

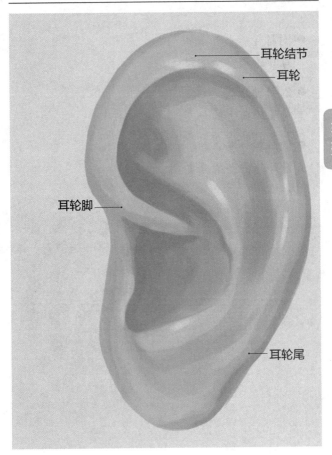

耳轮结节

耳轮

耳轮脚

耳轮尾

● 对耳轮
  与耳轮相对的隆起处。

● 对耳轮上脚
  对耳轮向上的分支。

● 对耳轮下脚
  对耳轮向下的分支。

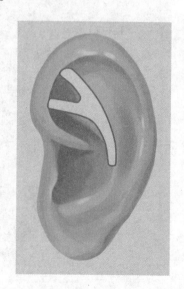

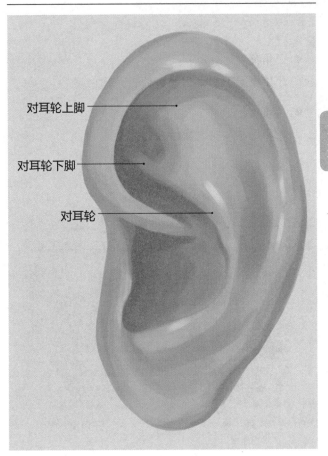

对耳轮上脚

对耳轮下脚

对耳轮

● 三角窝

对耳轮上下脚之间构成的三角形凹窝。

● 耳舟

对耳轮与耳轮之间的凹沟。

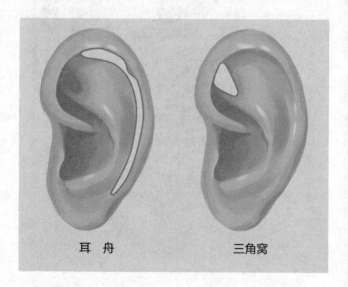

耳　舟　　　　　　　三角窝

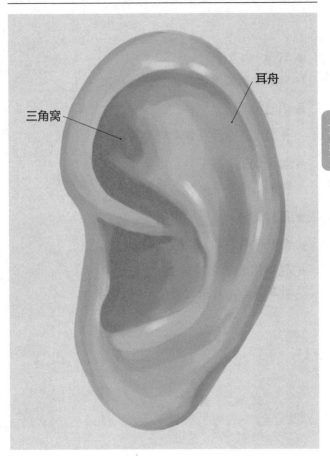

耳舟

三角窝

● **耳屏**

耳廓前面的瓣状突起，又称耳珠。

● **对耳屏**

耳垂上部与耳屏相对的隆起。

● **屏上切迹**

耳屏上缘与耳轮脚之间的凹陷。

● **屏间切迹**

耳屏与对耳屏之间的凹陷。

● **轮屏切迹**

对耳屏与对耳轮之间的凹陷。

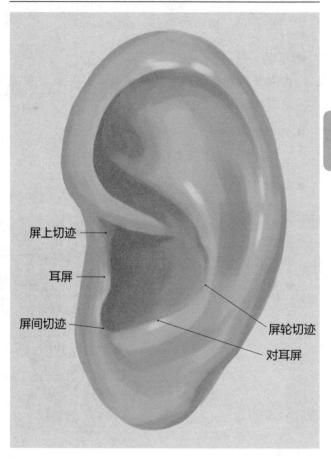

● 耳甲

由对耳屏和弧形的对耳轮体部及对耳轮下脚下缘围成凹窝。

● 耳甲艇

耳轮脚以上的耳甲部。

● 耳甲腔

耳轮脚以下的耳甲部。

● 耳垂

耳廓最下部无软骨的皮垂。

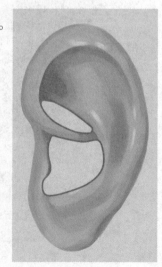

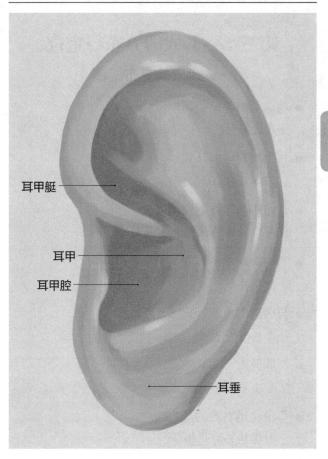

耳甲艇

耳甲

耳甲腔

耳垂

第三章 耳穴的分布与定位

一、耳穴的分布规律

● 与头面部对应的耳穴
  分布在耳垂。

● 与上肢对应的耳穴
  分布在耳舟。

● 与躯干和下肢对应的耳穴
  分布在对耳轮体部和对耳轮上、下脚。

● 与内脏对应的耳穴
  分布在耳甲。

● 与腹腔对应的耳穴
  分布在耳甲艇。

● 与胸腔对应的耳穴
  分布在耳甲腔。

● 与消化道对应的耳穴
  分布在耳轮脚周围等。

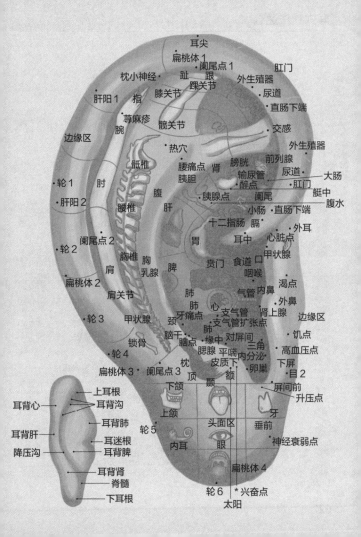

二、耳穴的定位

● 耳穴诊断治疗穴位图（右耳）

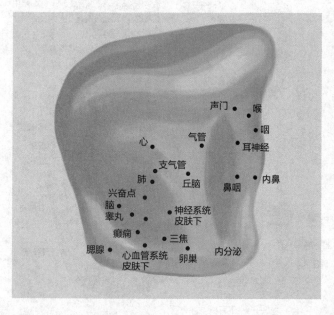

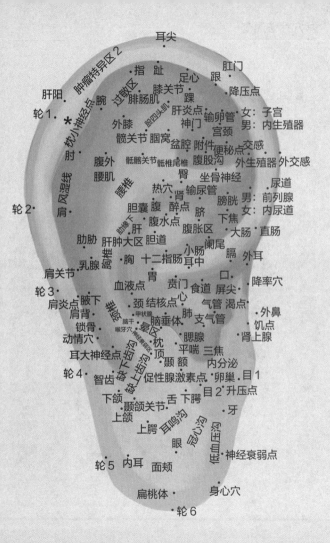

● 耳穴诊断治疗穴位图（左耳）

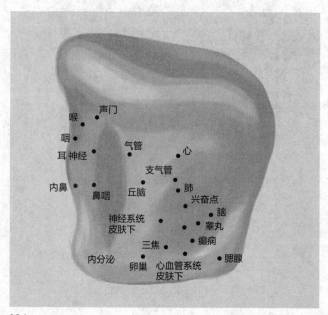

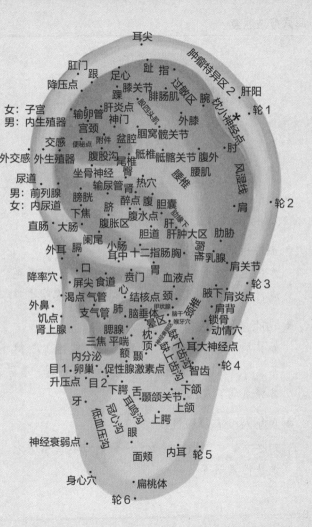

第四章 耳穴治疗概论

一、适应证

● **疼痛性疾病**
如各种扭挫伤、头痛和神经性疼痛等。

● **炎性疾病及传染病**
如急慢性结肠炎、牙周炎、扁桃体炎、胆囊炎、流行性感冒、百日咳、细菌性痢疾、腮腺炎等。

● **功能紊乱性疾病**
如胃肠神经官能症、心脏神经官能症、心律不齐、高血压、眩晕症、多汗症、月经不调、遗尿、神经衰弱、癔病等。

● **过敏及变态反应性疾病**
如荨麻疹、哮喘、过敏性鼻炎、过敏性结肠炎、过敏性紫癜等。

● 内分泌代谢紊乱性疾病

　　如甲状腺功能亢进或低下、糖尿病、肥胖症、围绝经期综合征等。

● 其他

　　耳穴有催乳、催产，预防和治疗输血、输液反应的作用，同时还有美容、戒烟、戒毒、延缓衰老、防病保健等作用。

二、选穴原则

● 按相应部位选穴

　　胃痛——取"胃"穴。

　　目病——取"眼"穴。

　　肩痹——取"肩关节"穴。

● 按中医辨证选穴

　　脱发——取"肾"穴，"肾藏精，其华在发"。

　　皮肤病——取"肺""大肠"穴，"肺主皮毛"。

● 按经络辨证选穴

坐骨神经痛——取"膀胱"或"胰胆"穴。

牙痛——取"大肠"穴。

● 按西医学理论选穴

炎性疾病——取"肾上腺"穴。

月经不调、糖尿病、甲亢——取"内分泌"穴。

高血压——取"交感"穴。

● 按临床经验选穴（积累）

如"神门"穴有较明显的止痛镇静作用，"耳尖"穴对外感发热、血压偏高有较好的退热降压效果。

另外，临床实践还发现有些耳穴具有治疗本部位以外疾病的作用，如"外生殖器"穴可以治疗腰腿痛等。

三、常用治疗方法

耳穴治疗方法较多,包括耳毫针法、耳穴贴压法、放血法、耳穴埋针法、耳穴电针法、耳穴药物注射法、割耳敷药法、耳穴贴膏法、耳灸法、耳穴综合疗法、放射性同位素疗法、磁疗法、光针法、耳夹法、耳穴梅花针、耳穴按摩法等。临床实践中可根据不同情况选用。

第五章　耳穴治疗各论

面痛

面痛是以眼、面颊部出现的放射性、烧灼样抽掣疼痛为主证的疾病，又称"面风痛""面颊痛"。相当于西医学疾病三叉神经痛。

【选穴】

取面颊、颌、额、神门。

【方法】

毫针刺，或埋针。

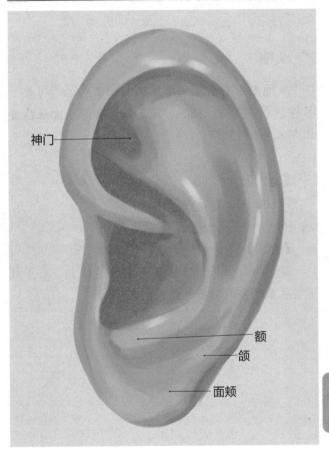

神门

额

颌

面颊

头痛

头痛是患者自觉头部疼痛的一类病证，可见于多种急慢性疾病，如脑、眼、口、鼻等头面部病变和许多全身性疾病。

【选穴】

取枕、额、脑、神门。

【方法】

毫针刺，或埋针，或王不留行子压丸。对于顽固性头痛可在耳背静脉点刺出血。

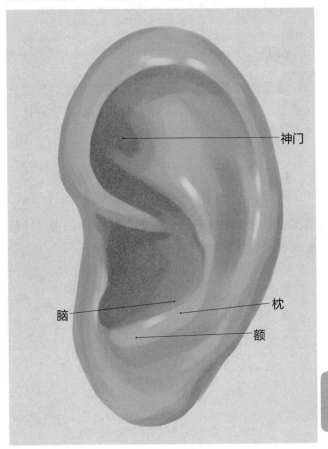

神门

脑

枕

额

眩晕

眩晕是患者自觉头晕眼花、视物旋转动摇的一种症状。相当于西医学疾病高血压、脑动脉硬化、贫血、神经衰弱、耳源性眩晕、晕动病等。

【选穴】

取肾上腺、皮质下、额。肝阳上亢者，加肝、胆；痰湿中阻者，加脾；气血两虚者，加脾、胃；肾精亏虚者，加肾、脑。

【方法】

毫针刺或用王不留行子贴压。

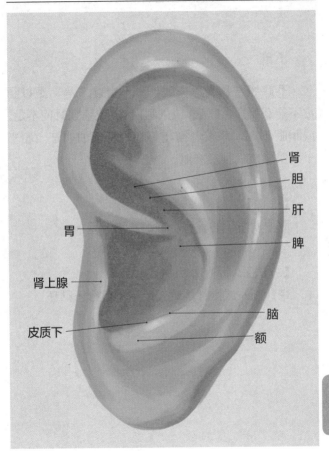

肾

胆

肝

脾

胃

肾上腺

脑

皮质下

额

不寐

不寐通常称为"失眠""不得卧"等，是以经常不能获得正常睡眠，或入睡困难，或睡眠时间不足，或睡眠不深，严重者彻夜不眠为特征的病证。相当于西医学疾病神经衰弱。

【选穴】

取皮质下、心、肾、肝、神门、垂前。

【方法】

毫针刺，或揿针埋藏，或王不留行子贴压。

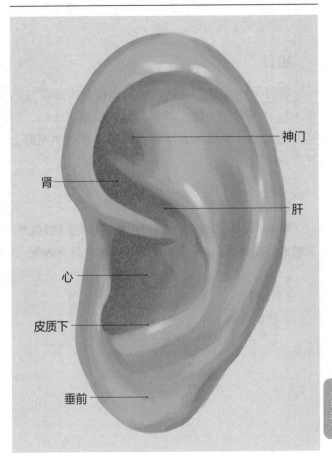

神门

肾

肝

心

皮质下

垂前

感冒

感冒又称伤风、冒风，是风邪侵袭人体所致的常见外感疾病。临床表现以鼻塞、咳嗽、头痛、恶寒发热、全身不适为其特征。相当于西医学疾病上呼吸道感染。

【选穴】

取肺、内鼻、下屏尖、额，用中、强刺激。咽痛者，加咽喉、扁桃体。（注意：咽喉、内鼻在耳屏内侧。）

【方法】

毫针刺或者王不留行子贴压。

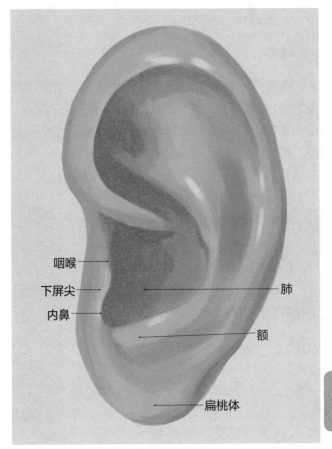

咽喉

下屏尖

内鼻

肺

额

扁桃体

哮喘

哮喘是一种常见的反复发作性疾病。临床以呼吸急促，喉间哮鸣，甚则张口抬肩，不能平卧为主证。相当于西医学疾病支气管哮喘、慢性喘息性支气管炎、肺炎、肺气肿、心源性哮喘等。

【选穴】

取平喘、下屏尖、肺、神门、皮质下。

【方法】

每次取 2～3 穴，捻转法用中、强刺激，适用于哮喘发作期。或者耳穴压豆。

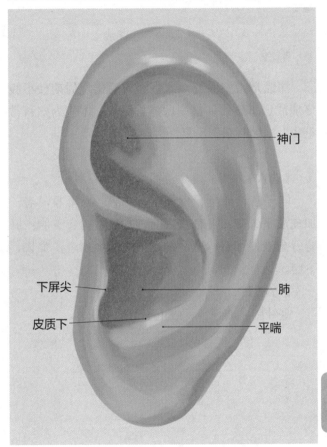

神门

下屏尖

皮质下

肺

平喘

痛经

痛经是指妇女经期或行经前后出现周期性小腹疼痛或痛引腰骶，甚则剧痛昏厥者。本病为妇科常见病，病因复杂，反复性大。

【选穴】

取子宫、卵巢、内分泌、交感。寒湿凝滞者，加皮质下、脾；肝郁气滞者，加肝、胃、下腹；肝肾亏虚者，加肝、肾、神门；气滞血瘀者，加胃、下腹。

【方法】

毫针刺，或埋针，或王不留行子压丸。

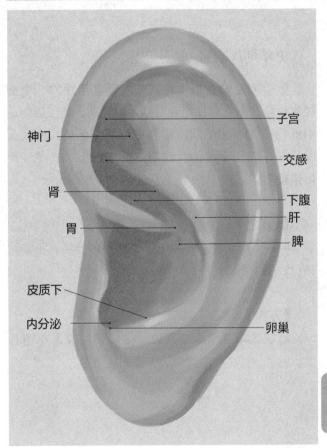

神门

子宫

交感

肾

下腹

肝

胃

脾

皮质下

内分泌

卵巢

更年期综合征

更年期是妇女由生育期过渡到老年期的一个必经生命阶段。它包括绝经前期、绝经期、绝经后期，由此而产生诸多症状，称为更年期综合征。中医无此病名，西医学称为"经断前后诸症"或"绝经前后诸症"。

【选穴】

取心、肝、肾、皮质下、交感、内分泌、子宫、神门、脑、肺。

【方法】

每次选取 3～5 个穴位，毫针刺，或王不留行子压丸。

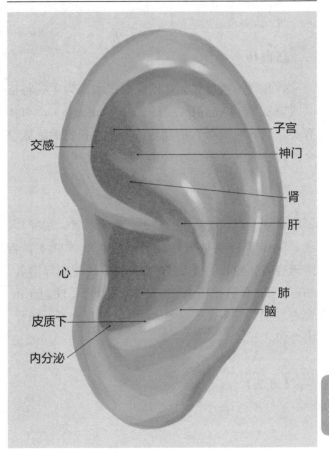

交感

子宫

神门

肾

肝

心

肺

脑

皮质下

内分泌

高血压

高血压是指以体循环动脉血压增高为主要特征（收缩压 ≥ 140mmHg，舒张压 ≥ 90mmHg），可伴有心、脑、肾等器官的功能或器质性损害的临床综合征。临床主要表现为头晕及头痛等症状。

【选穴】

取降压点、皮质下、交感。头晕甚者，加外耳、枕、头晕点；头痛者，加额、枕；肢体麻木、舌强语謇者，加心、脑干；伴血脂高、血流变异常者，加肝、脾；合脑损伤者，加交感、皮质下、枕、脑干；合心脏损伤者，加心、交感；合肾脏损伤者，加肾、内分泌。

【方法】

毫针刺，或王不留行子压丸。

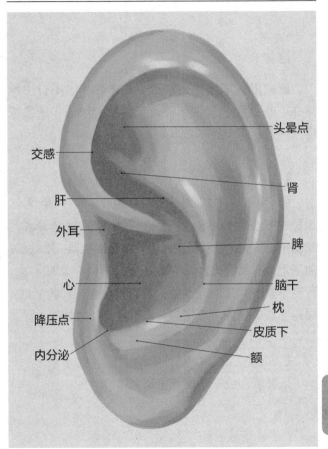

头晕点

交感

肾

肝

外耳

脾

心

脑干

枕

降压点

皮质下

内分泌

额

遗尿

遗尿俗称尿床，通常指小儿在熟睡时不自主地排尿。患儿除夜间尿床外，日间常有尿频、尿急或排尿困难、尿流细等症状。

【选穴】

取膀胱、枕、脑干。大脑发育不全者，加额；痰多困睡者，加三焦、胰胆；睡眠过深者，加脑干、耳尖；外阴受刺激者，加外生殖器；尿频者，加尿道；有家族史者，加耳尖、枕、脑干；久病不愈、营养不良者，加脾、膀胱；脊髓损伤者，加腰骶椎；尿路感染者，加内分泌；久治不效者，加脑干、肾。

【方法】

毫针刺，或王不留行子压丸。

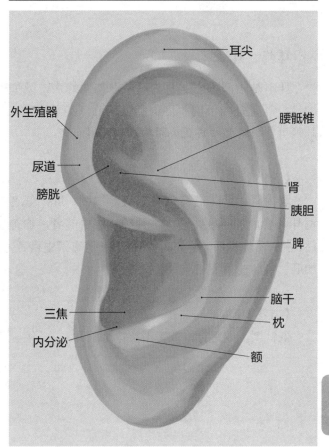

- 耳尖
- 外生殖器
- 腰骶椎
- 尿道
- 膀胱
- 肾
- 胰胆
- 脾
- 脑干
- 三焦
- 枕
- 内分泌
- 额

耳鸣、耳聋

耳鸣是指病人自觉耳内鸣响，如闻蝉声，或如潮声。耳聋是指不同程度的听觉减退，甚至消失。耳鸣可伴有耳聋，耳聋亦可由耳鸣发展而来。

【选穴】

取内耳、肾。高音调耳鸣者，加颞、肝；低音调耳鸣者，加咽喉、耳中；神经衰弱引起者，加神门、肾；受惊恐而发者，加神门、枕；链霉素中毒者，加肝、肾、皮质下。

【方法】

毫针刺，或埋针，或王不留行子压丸。

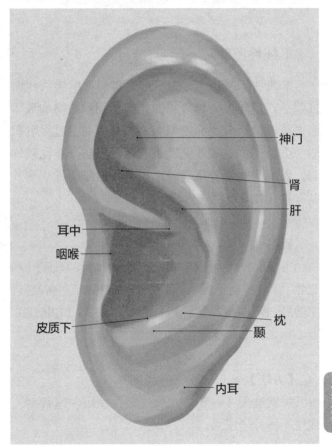

神门

肾

肝

耳中

咽喉

皮质下

枕

颞

内耳

单纯性肥胖

单纯性肥胖是一种由多种因素引起的慢性代谢性疾病，以体内脂肪细胞的体积和细胞数增加致体脂占体重的百分比异常增高并在某些局部过多沉积脂肪为特点。单纯性肥胖患者全身脂肪分布比较均匀，没有内分泌紊乱现象，也无代谢障碍性疾病，其家族往往有肥胖病史。

【选穴】

主穴取神门、脑干、脾、胃、肺、大肠、直肠下段、三焦。配穴可随证选用，便秘者，加便秘点；高血压、脂肪肝、糖尿病者，加肝、肾；月经不调者，加内分泌；冠心病，加心；痰湿重者，加脾、肺。

【方法】

每次选用 4～5 个穴位，交替使用，毫针刺，或王不留行子压丸。

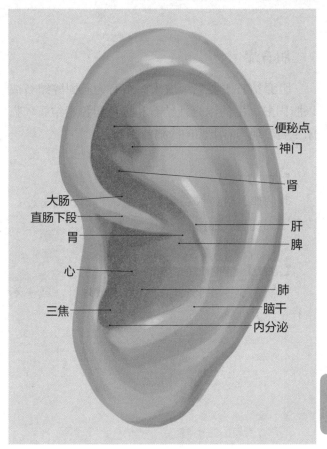

便秘点
神门
肾
大肠
直肠下段
胃
肝
脾
心
三焦
肺
脑干
内分泌

胆石症

胆囊结石主要见于成人。结石为胆固醇结石或以胆固醇为主的混合性结石和黑色胆色素结石。临床主要表现为右上腹的隐痛或疼痛。

【选穴】

取胰胆、肝、脾、胃、食道、贲门、内分泌、皮质下、交感、神门。

【方法】

每次选 5 ~ 6 个穴，毫针刺，或埋针，或王不留行子压丸。

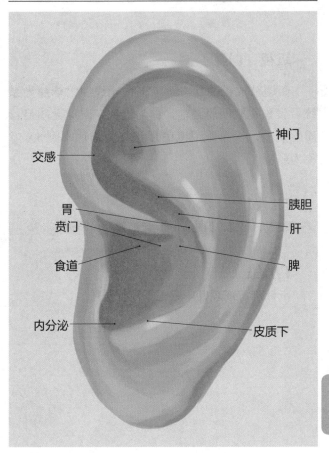

神门

交感

胰胆

胃

肝

贲门

食道

脾

内分泌

皮质下

近视、弱视

在调节放松的状态下，平行光线经眼球屈光系统后聚焦在视网膜之前，称为近视。眼球无明显器质性病变，而单眼或双眼矫正视力仍达不到 4.9 者称为弱视。

【选穴】

取眼、目 2、目 1、肝、肾、外鼻、防近点。

【方法】

毫针刺，或埋针，或王不留行子压丸。

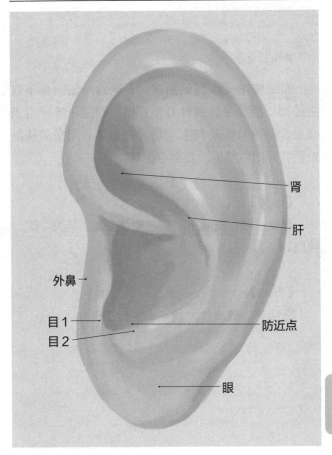

外鼻

目1
目2

肾
肝
防近点
眼

面肌痉挛

面肌痉挛又称面肌抽搐，表现为一侧面部不自主抽搐。抽搐呈阵发性且不规则，程度不等，可因疲倦、精神紧张及自主运动等而加重。起病多从眼轮匝肌开始，然后涉及整个面部。

【选穴】

取枕、颞、皮质下、口、脾、面颊、耳尖、眼、神门。

【方法】

毫针刺，或埋针，或王不留行子压丸。

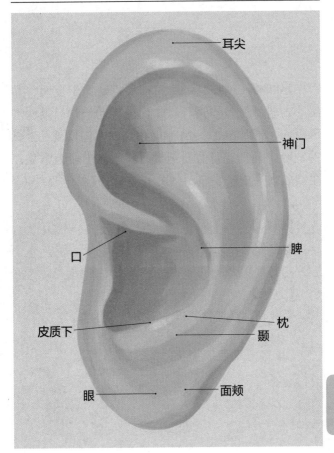

耳尖

神门

脾

口

枕

颞

皮质下

眼

面颊

第五章

荨麻疹

荨麻疹（风疹）俗称风疹块，是由于皮肤、黏膜小血管扩张及渗透性增加而出现的一种局限性水肿反应，通常在 2 ～ 24 小时内消退，但反复发生新的皮疹。病程迁延数日至数月。临床上较为常见，主要表现为皮肤瘙痒。

【选穴】
取内分泌、肾上腺、风溪、枕。

【方法】
毫针刺，或埋针，或王不留行子压丸。

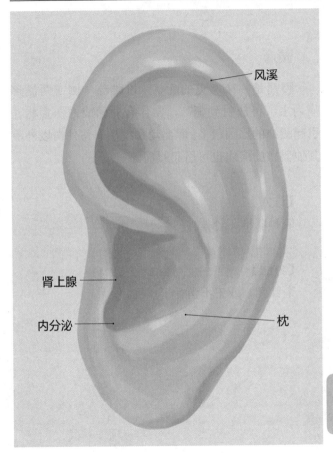

风溪

肾上腺

内分泌

枕

腰痛

腰痛是临床常见的症状，以腰部一侧或两侧疼痛为主，可放射到腿部，常伴有外感或内伤症状。引起腰痛的原因很多，除运动系统疾病与外伤以外，其他器官的疾病也可引起腰痛。

【选穴】

取腰骶椎、肾、神门。

【方法】

毫针刺，或王不留行子压丸。

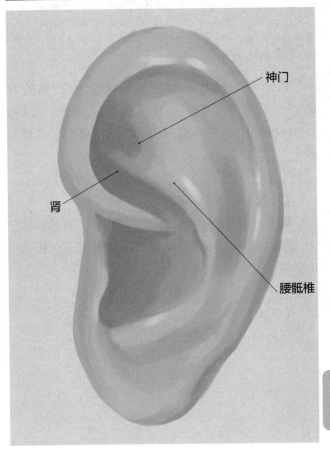

神门

肾

腰骶椎

低血压

低血压是指体循环动脉压力低于正常的状态。一般认为成年人上肢动脉血压低于 12/8 kPa（90/60mmHg）即为低血压。临床主要症状表现为头晕、乏力、心悸、困倦等。

【选穴】

取心、肾上腺、升压点。头晕者，加肾、枕；乏力者，加脾；记忆力减退者，加皮质下、脑干；心悸者，加胸、神门。

【方法】

毫针刺，或王不留行子压丸。

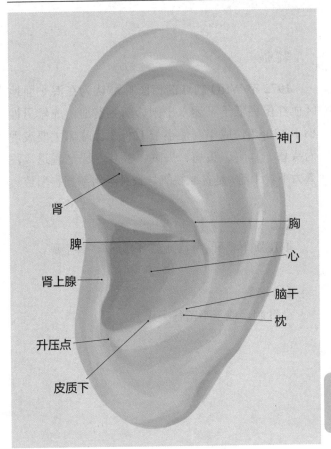

神门

肾

脾

肾上腺

升压点

皮质下

胸

心

脑干

枕

贫血

1972 年 WHO 制订的诊断标准认为在海平面地区血红蛋白低于下述水平则诊断为贫血：成年男性小于 130g/L，成年女性小于 120g/L。临床主要表现为头昏、耳鸣、头痛、失眠、多梦、记忆减退、注意力不集中等，是贫血缺氧导致神经组织损害所致。

【选穴】
取皮质下、肝、肾、膈、内分泌、肾上腺。

【方法】
毫针刺，或王不留行子压丸。

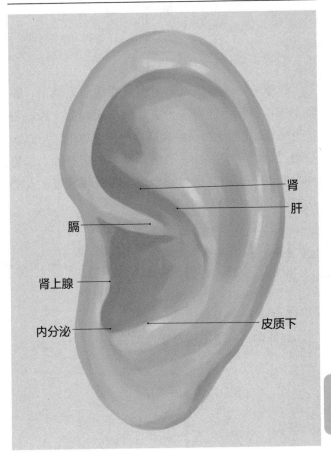

肾

肝

膈

肾上腺

内分泌

皮质下

心悸

心悸是中医病证名，出现以心中急剧跳动，惊慌不安，甚则不能自主为主要临床表现的一种心脏常见病证。相当于西医学疾病心律失常（如心动过速、心动过缓、期前收缩、心房颤动、心房扑动、房室传导阻滞、病态窦房结综合征、预激综合征）及心功能不全、神经官能症等。

【选穴】

取心、交感、神门、皮质下、小肠。

【方法】

毫针刺，或王不留行子压丸。

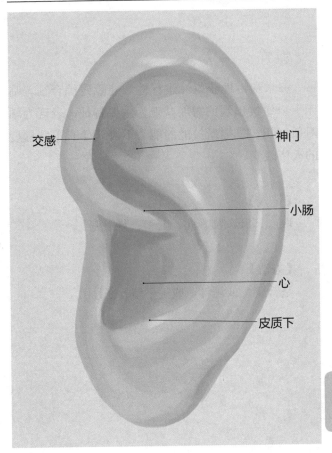

交感
神门
小肠
心
皮质下

痴呆

痴呆指慢性获得性进行性智能障碍综合征。临床上以缓慢出现的智能减退为主要特征，表现为学习新知识、掌握新技能的能力下降。伴有不同程度的人格改变。

【选穴】

取心、肝、肾、枕、脑干、肾上腺。

【方法】

毫针刺，或埋针，或王不留行子压丸。

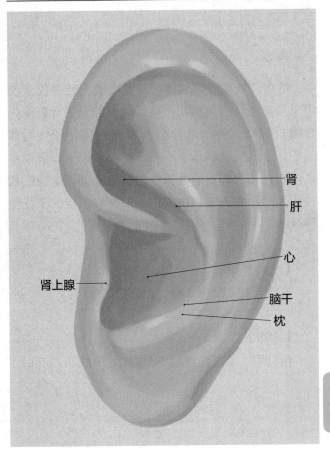

肾

肝

心

肾上腺

脑干

枕

癔症

癔症又叫做分离性障碍，是一类由精神因素作用于易感个体引起的精神障碍。一部分患者表现为分离性症状，另一部分患者表现为各种形式的躯体症状，其症状和体征不符合神经系统生理解剖特点，缺乏相应的器质性损害的病理基础。这些症状被认为是患者无法解决的内心冲突和愿望的象征性转换。

【选穴】

取心、枕、脑干、肝、内分泌、神门。

【方法】

毫针刺，或埋针，或王不留行子压丸。

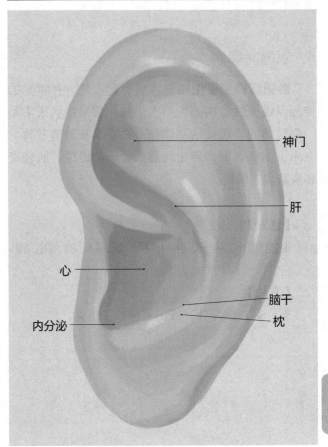

神门

肝

心

脑干

枕

内分泌

震颤麻痹

震颤麻痹主要由帕金森病引起，是一种常见的神经系统变性疾病，老年人多见。首发症状通常是一侧肢体的震颤或活动笨拙，进而累及对侧肢体。临床上主要表现为静止性震颤、运动迟缓、肌强直和姿势步态障碍。

【选穴】

取皮质下、脑干、神门、枕、颈、肘、腕、指、膝。

【方法】

毫针刺，或埋针，或王不留行子压丸。

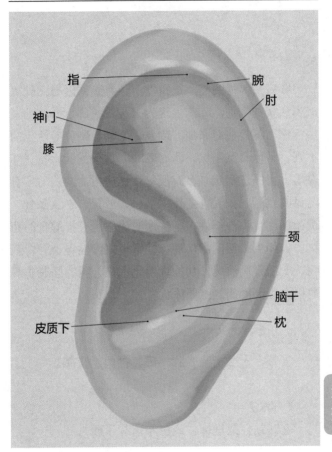

指
腕
肘
神门
膝
颈
脑干
枕
皮质下

胃痛

胃痛又称胃脘痛，是指以上腹胃脘部近心窝处疼痛为症状的病证。临床表现为上腹胃脘部近心处发生疼痛，其疼痛有胀痛、刺痛、隐痛、剧痛等性质的不同，常伴食欲不振、恶心呕吐、嘈杂泛酸、嗳气吐腐等上胃肠道症状。多有反复发作病史，发病前多有明显的诱因，如天气变化、恼怒、劳累、暴饮暴食、饥饿、饮食生冷干硬、辛辣烟酒或服用有损脾胃的药物等。相当于西医学疾病急性胃炎、慢性胃炎、胃溃疡、十二指肠溃疡、功能性消化不良、胃黏膜脱垂等病以上腹部疼痛为主要症状者。

【选穴】

取胃、十二指肠、脾、肝、神门、交感。

【方法】

毫针刺，或埋针，或王不留行子压丸。

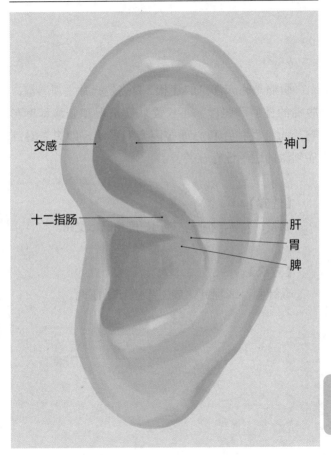

交感　　　　　　　　　　　　　　　神门

十二指肠　　　　　　　　　　　　　肝
　　　　　　　　　　　　　　　　　胃
　　　　　　　　　　　　　　　　　脾

腹痛

腹痛是临床常见的症状。腹痛是一种主观感觉，腹痛的性质和强度，不仅受病变情况和刺激程度影响，而且受神经和心理等因素的影响，即患者对疼痛刺激的敏感性存在差异。

【选穴】

取腹、大肠、小肠、神门、脾、肝、交感。

【方法】

毫针刺，或埋针，或王不留行子压丸。

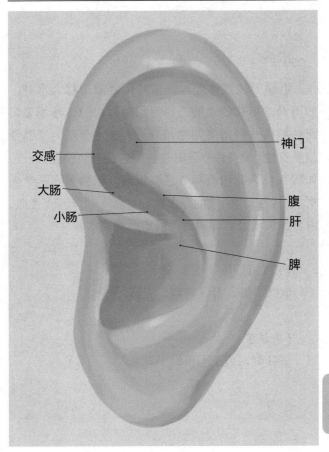

交感

大肠

小肠

神门

腹

肝

脾

水肿

组织间隙或体腔内过量的体液潴留称为水肿，然而通常所称的水肿乃指组织间隙内的体液增多，而体腔内体液增多则称积液。水肿可表现为局部性或全身性，全身性水肿时往往同时伴有浆膜腔积液，如腹水、胸腔积液和心包腔积液。相当于西医学疾病急/慢性肾炎、慢性充血性心力衰竭、肝硬化、贫血、内分泌失调及营养障碍等疾病所致的水肿。

【选穴】
取肺、脾、肾、膀胱、三焦。

【方法】
毫针刺，或王不留行子压丸。

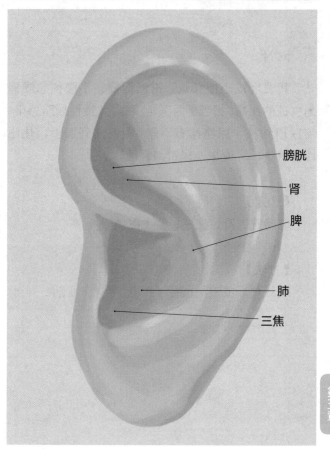

膀胱

肾

脾

肺

三焦

淋证

其表现以小便频数、淋沥涩痛、小腹拘急隐痛为主证的疾病。相当于西医学疾病急/慢性尿路感染、泌尿道结核、尿路结石、急/慢性前列腺炎、化学性膀胱炎、乳糜尿及尿道综合征等病。

【选穴】

取膀胱、肾、交感、肾上腺。

【方法】

毫针刺，或王不留行子压丸。

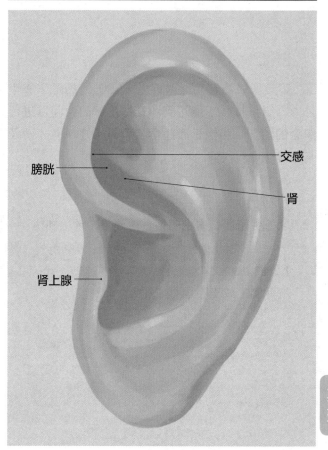

膀胱

交感

肾

肾上腺

阳痿

阳痿即"勃起功能障碍"（ED），指过去 3 个月中，阴茎持续不能达到和维持足够的勃起以进行满意的性交。相当于西医学疾病男子性功能障碍及某些慢性虚弱疾病。

【选穴】
取外生殖器、内生殖器、内分泌、肾、神门。

【方法】
毫针刺，或王不留行子压丸。

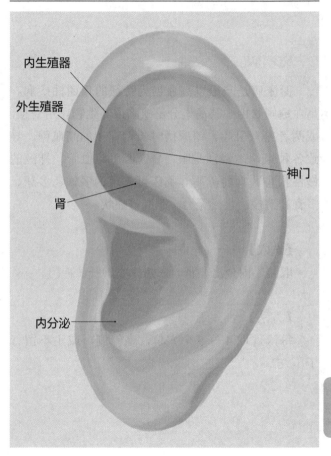

内生殖器

外生殖器

神门

肾

内分泌

糖尿病

糖尿病是一组以高血糖为特征的代谢性疾病。高血糖则是由于胰岛素分泌缺陷或其生物作用受损，或两者兼有引起。糖尿病时长期存在的高血糖，导致各种组织，特别是眼、肾、心脏、血管、神经的慢性损害、功能障碍。临床可表现为多饮、多尿、多食和消瘦、疲乏无力、肥胖等症状。

【选穴】

取胰、内分泌、肾、三焦、心、肝、神门。

【方法】

每次选取 4～5 个穴位，毫针刺，或王不留行子压丸。

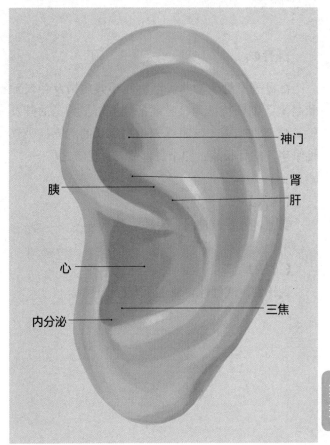

神门

肾

肝

胰

心

三焦

内分泌

百日咳

百日咳多见于幼儿，年龄越小其病情及伴发症状越重。临床特征为咳嗽逐渐加重，呈典型的阵发性、痉挛性咳嗽，咳嗽终末出现深长的鸡鸣样吸气性吼声，病程长达2～3个月，故有百日咳之称。

【选穴】
取肺、气管、神门、交感、对屏尖。

【方法】
毫针刺，或埋针，或王不留行子压丸。

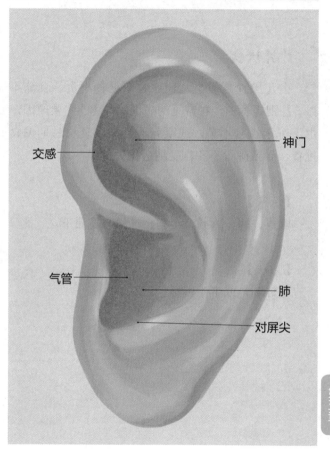

交感

神门

气管

肺

对屏尖

小儿厌食

小儿厌食是指小儿较长时期见食不贪、食欲不振、甚则拒食的一种常见的病证。本病的主要原因，由于平素饮食不节，或喂养不当，以及长时期偏食挑食，导致脾胃不和，受纳运化失健。

【选穴】

取胃、脾、大肠、小肠、神门、皮质下。

【方法】

毫针刺，或王不留行子压丸。

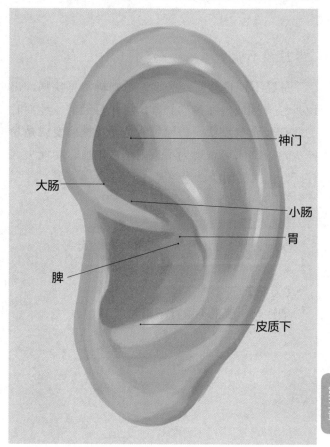

神门

大肠

小肠

胃

脾

皮质下

月经不调

月经不调也称月经失调，是妇科常见疾病，出现月经周期或出血量的异常，可伴月经前、经期时的腹痛及全身症状。病因可能是器质性病变或是功能失常。临床可表现为不规则子宫出血、功能失调性子宫出血、闭经、绝经等。

【选穴】

取肝、脾、肾、子宫、皮质下、内分泌。

【方法】

毫针刺，或王不留行子压丸。

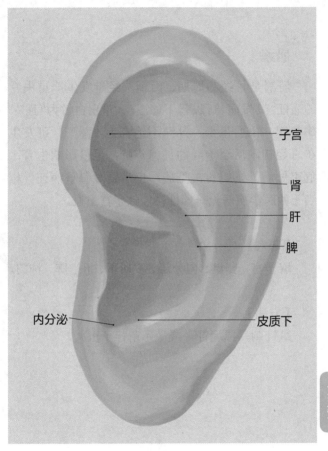

子宫

肾

肝

脾

内分泌

皮质下

崩漏

崩漏是月经的周期、经期、经量发生严重失常的病证，其发病急骤，暴下如注，大量出血者为"崩"；病势缓，出血量少，淋漓不绝者为"漏"。可发生在月经初潮后至绝经的任何年龄，足以影响生育，危害健康。属妇科常见病，也是疑难急重病证。相当于西医学疾病无排卵性功能性子宫出血。

【选穴】

取子宫、卵巢、内分泌、皮质下、肝、脾、神门。

【方法】

毫针刺，或埋针，或王不留行子压丸。

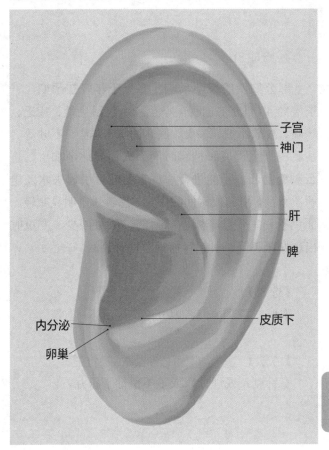

子宫

神门

肝

脾

内分泌

卵巢

皮质下

妊娠呕吐

部分妇女的怀孕反应，多见于年轻初孕妇，一般停经 40 日左右出现早孕反应，包括头晕、疲乏、嗜睡、食欲不振、偏食、厌恶油腻、恶心、呕吐等。症状的严重程度和持续时间因人而异逐渐加重，直至频繁呕吐，不能进食。严重呕吐可引起失水及电解质紊乱，引起代谢性酸中毒。患者体重明显减轻、面色苍白、皮肤干燥、脉搏弱、尿量减少，严重时出现血压下降，引起肾前性急性肾衰竭。

【选穴】
取肝、胃、神门、内分泌、皮质下。

【方法】
毫针刺，或埋针，或王不留行子压丸。

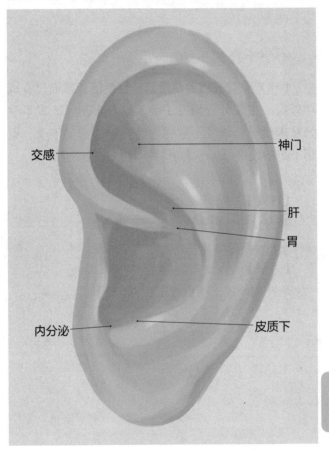

交感

神门

肝

胃

内分泌

皮质下

不孕不育

1 年未采取任何避孕措施，性生活正常而没有成功妊娠。主要分为原发不孕及继发不孕。原发不孕为从未受孕；继发不孕为曾经怀孕之后又不孕。引起不孕的发病原因分为男性不育和女性不孕。

【选穴】

取内分泌、内生殖器、肾、皮质下。

【方法】

毫针刺，或王不留行子压丸。

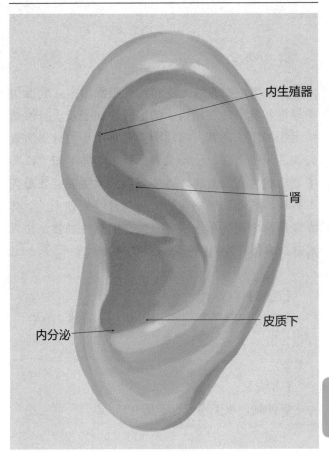

内生殖器

肾

皮质下

内分泌

乳腺增生

乳腺增生指乳腺上皮和纤维组织增生，乳腺组织导管和乳小叶在结构上的退行性病变及进行性结缔组织的生长，其发病原因主要是由于内分泌激素失调。未婚女性、已婚未育、尚未哺乳的妇女，其主要症状为乳腺胀痛，35 岁以后妇女主要症状是乳腺肿块，乳痛和触痛较轻，且与月经周期无关。45 岁以后常表现为单个或多个散在的囊性肿物，边界清楚，多伴有钝痛、胀痛或烧灼感。

【选穴】

取内分泌、交感、皮质下、乳腺、垂体（缘中）、卵巢、肝。

【方法】

毫针刺，或王不留行子压丸。

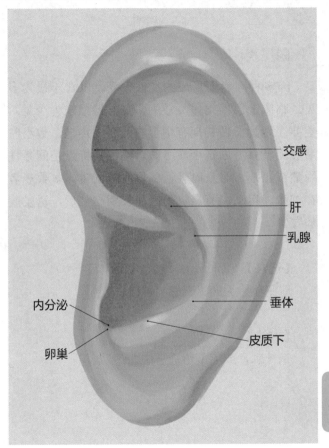

交感

肝

乳腺

垂体

内分泌

皮质下

卵巢

阑尾炎

因多种因素而形成的炎性改变，以青年最为多见。临床上急性阑尾炎较为常见，慢性较为少见。主要表现为急性初期有中上腹或脐周疼痛，数小时后腹痛转移并固定于右下腹。慢性其特点是间断性隐痛或胀痛，时重时轻，部位比较固定。多数患者在饱餐、运动、劳累、受凉和长期站立后，诱发腹痛发生。

【选穴】

取阑尾、大肠、交感、神门。

【方法】

毫针刺，或王不留行子压丸。

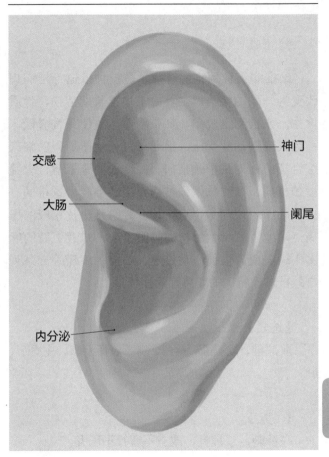

神门

交感

大肠

阑尾

内分泌

颈椎病

颈椎病又称颈椎综合征，是一种以退行性病理改变为基础的疾病。主要由于颈椎长期劳损、骨质增生，或椎间盘脱出、韧带增厚，致使颈椎脊髓、神经根或椎动脉受压，出现一系列功能障碍的临床综合征。分为颈型颈椎病、神经根型颈椎病、脊髓型颈椎病、椎动脉型颈椎病、交感神经型颈椎病。主要临床表现为头、肩、颈、臂的疼痛及相应的压痛点，或者眩晕、后枕部闷胀不适，或者上肢的麻木不适，或者出现心动过速、心前区疼痛等一系列与颈椎体位相关的交感神经症状。

【选穴】

取颈椎、肩、颈、神门、交感、肾上腺、皮质下、肝、肾。

【方法】

毫针刺，或埋针，或王不留行子压丸。

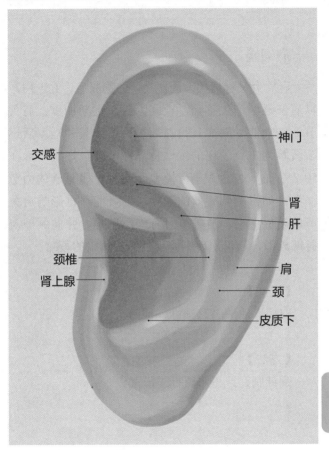

交感

神门

肾

肝

颈椎

肾上腺

肩

颈

皮质下

肩周炎

肩周炎又称肩关节周围炎，俗称凝肩、五十肩，以肩部逐渐产生疼痛，夜间为甚，逐渐加重，肩关节活动功能受限而且日益加重，达到某种程度后逐渐缓解为主要表现的慢性特异性炎症。好发年龄在50岁左右，女性发病率略高于男性，多见于体力劳动者。如得不到有效的治疗，有可能严重影响肩关节的功能活动。肩关节可有广泛压痛，并向颈部及肘部放射，还可出现不同程度的三角肌的萎缩。

【选穴】
取肩、肩关节、锁骨、神门。

【方法】
毫针刺，或王不留行子压丸。

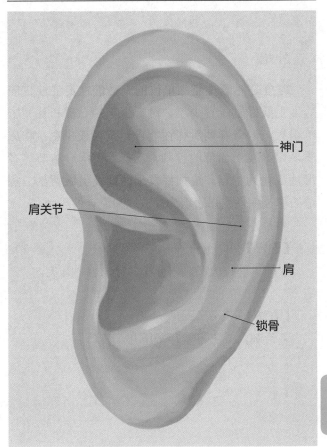

神门

肩关节

肩

锁骨

痤疮

痤疮是毛囊皮脂腺单位的一种慢性炎症性皮肤病。主要好发于青少年，对青少年的心理和社交影响很大，但青春期后往往能自然减轻或痊愈。临床表现以好发于面部的粉刺、丘疹、脓疱、结节等多形性皮损为特点。皮损好发于面部及上胸背部。痤疮的非炎症性皮损表现为开放性和闭合性粉刺。

【选穴】

取肺、脾、大肠、内分泌、肾上腺、耳尖。

【方法】

毫针刺，或王不留行子压丸。

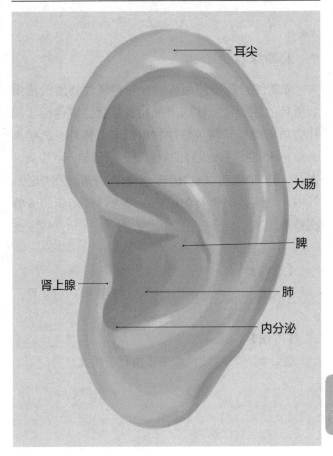

戒断综合征

戒断综合征指停用或减少精神活性物质的使用后所致的综合征，临床表现精神症状、躯体症状或社会功能受损。精神活性物质指来自体外、影响大脑精神活动并导致成瘾的物质，包括酒精、阿片类、大麻、镇静催眠药、抗焦虑药、中枢兴奋药、致幻药等。其中，以阿片类物质的成瘾性最大，致幻药的成瘾性最小。

【选穴】

取皮质下、内分泌、交感、神门、肺、口、胃。

【方法】

毫针刺，或埋针，或王不留行子压丸。

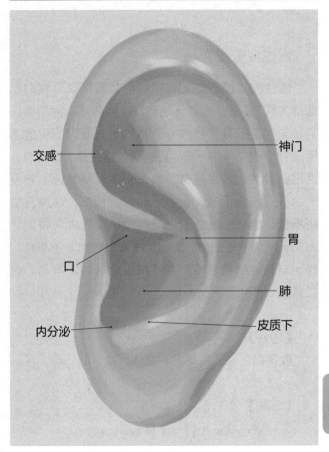

交感

口

内分泌

神门

胃

肺

皮质下

慢性疲劳综合征

慢性疲劳综合征又称雅痞症、慢性类单核白血球增多症等，是一种身体出现慢性疲劳症状的病症，具体定义是长期（连续 6 个月以上）原因不明的强度疲劳感觉或身体不适。其症状包括发热、咽喉痛、淋巴结肿大、极度疲劳、失去食欲、复发性上呼吸道感染、小肠不适、黄疸、焦虑、抑郁、烦躁及情绪不稳、睡眠中断、对光及热敏感、暂时失去记忆力、无法集中注意力、头痛、痉挛、肌肉与关节痛。尚无对抗此病的药或疫苗，辨识此病并不容易，而且其症状变化很大。

【选穴】

取神门、心、皮质下、交感、枕、脑、脾、肝。

【方法】

毫针刺，或王不留行子压丸。

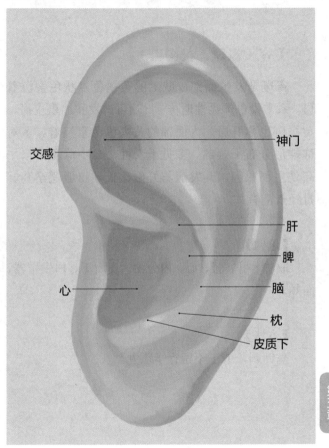

神门

交感

肝

脾

脑

心

枕

皮质下

美容（雀斑、黄褐斑）

雀斑是发生面部皮肤上的黄褐色点状色素沉着斑，系常染色体显性遗传。日晒可诱发和加重皮损。黄褐斑也称肝斑，为面部的黄褐色色素沉着。多对称蝶形分布于颊部。多见于女性，血中雌激素水平高是主要原因，其发病与妊娠、长期口服避孕药、月经紊乱有关。

【选穴】

取肺、肝、肾、心、内分泌、皮质下、内生殖器、面颊。

【方法】

毫针刺，或王不留行子压丸。

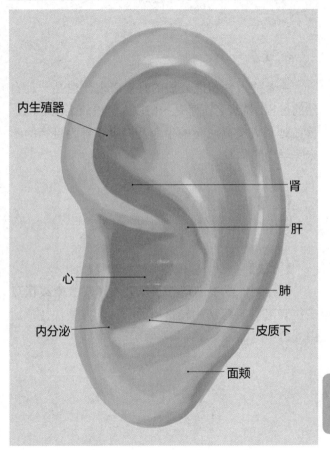

内生殖器

肾

肝

心

肺

内分泌

皮质下

面颊

抗衰老

衰老是人体功能衰弱的直接表现，也是一种自然的过程。抗衰老医学是一门以人类健康为核心的，旨在延长人类高质量的生命及健康长寿为目标的临床医学学科体系。

【选穴】

取皮质下、内分泌、肾、心、脑。

【方法】

毫针刺，或王不留行子压丸。耳穴按摩或压豆是抗衰老耳穴疗法中较常用的一种，方便快捷，适用人群广泛。

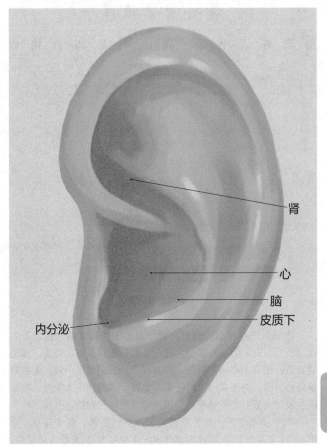

肾

心

脑

皮质下

内分泌

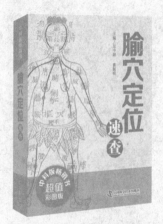

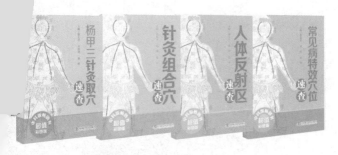

《杨甲三针灸取穴速查》

本书编者整理了著名针灸专家杨甲三教授的取穴方法，用 400 余幅清晰的图片对取穴方法准确地定位与描述，同时还介绍了全身十四经穴，以及经外奇穴等近 400 个穴位的取穴方法，使读者能直观、形象地学习杨教授的取穴经验并运用于临床。

《针灸组合学速查》

本书介绍了 56 组合穴的穴组主治 + 标准定位 + 取穴技巧 + 穴位解剖 + 毫针刺法 + 精美的体表图、解剖图，可准确取穴，便于临床应用。

《人体反射区速查》

本书介绍了头、面、耳、手、足部标准定位 + 主治病症 + 穴位图解，简明、实用。书后附腕踝针针刺疗法。

《常见病特效穴位速查》

本书介绍了临床上对某些疾病有特殊治疗作用或特效穴位的标准定位 + 刺灸法 + 功用 + 主治 + 精美插图，便于读者准确地选取穴位。

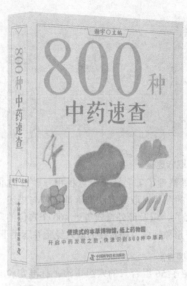

《800 种中药速查》

　　本书以《中华人民共和国药典》（2015 年版）及《中药学》（第 9 版）的知识精华为依据，从我国中草药宝库中精选了当代临床常用的中草药 800 种，按药材功效分为 22 大类 40 小类，详细介绍了每种中草药的别名、药性、功效、主治、用量用法、使用注意等，同时还为每味药配上了精美的高清彩色照片，图文对应，帮助读者更加轻松、快速、准确地识别和应用这些中草药。